ADIÓS A LA EYACULACIÓN PRECOZ

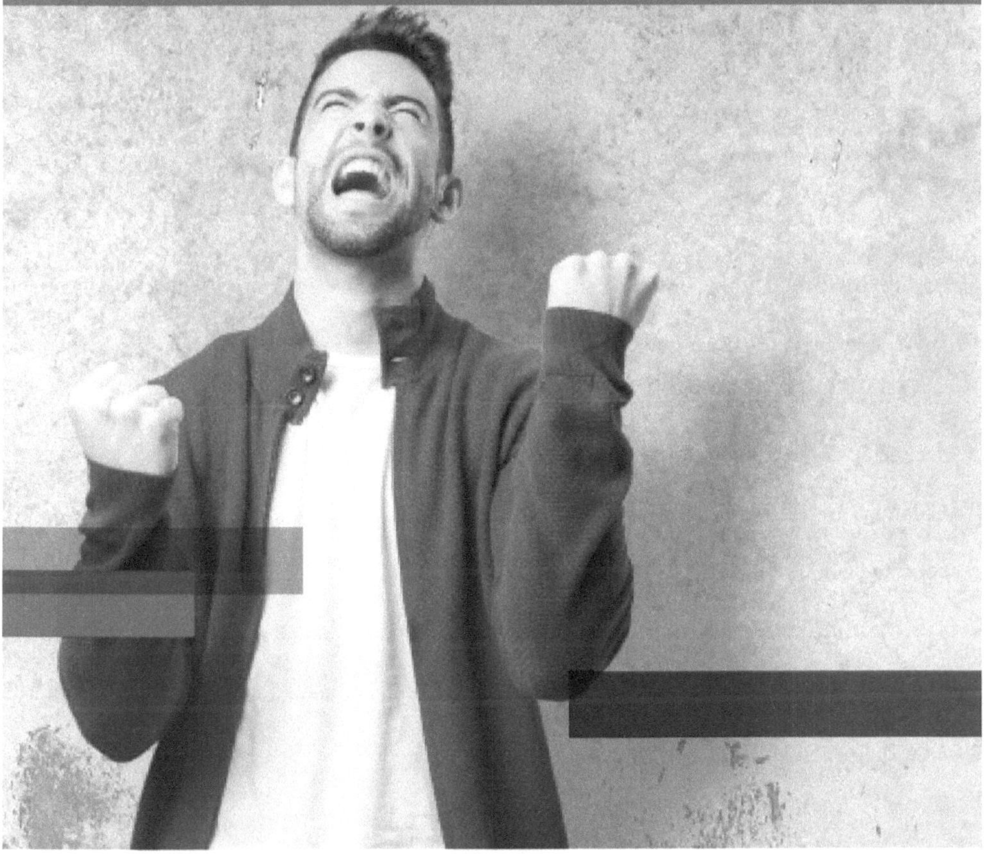

Tabla De Contenido

Introducción

La vida sexual de un hombre puede llegar a ser un tema bastante estresante para algunos caballeros por diferentes razones: inseguridad, malas experiencias, falta de experiencia o el simple hecho de que no sienten química con la pareja que tienen (esto es algo más frecuente de lo que se imaginan) son todos motivos bastante recurrentes de por qué muchos hombres no rinden como desean en la cama y tampoco disfrutan con toda la experiencia.

También hay un grupo de circunstancias en la que los hombres no tienen mucho control, como es el caso de la eyaculación.

Para las personas que tal vez no tengan un gran entendimiento de este tema, la eyaculación precoz es esa situación en la que el hombre tiene un orgasmo con mucha rapidez, terminando el acto sexual de forma inmediata. Con el paso del tiempo esto se ha convertido en una suerte de chiste entre amigos y en la cultura popular, pero sigue siendo un tema que incomoda a varios hombres y genera inseguridad en muchos más por no sentirse capaces de darle a su pareja la experiencia sexual que desean.

Contrario a lo que muchas personas puedan llegar a pensar, sí es posible hacerle frente a la eyaculación precoz si se toman medidas al respecto y hay muchos conocedores en la materia que ha aportado su granito de arena, como es el caso de Alex Reyes, un blogger que tiene mucho conocimiento en este tipo de tratamientos y que se ha convertido en una referencia en este campo. Pueden leer su blog para complementar el aporte de este libro: www.tuorgasmoperfecto.info

Todo problema tiene solución mientras no te resignes y hagas un gran esfuerzo para tratar esta situación, la eyaculación precoz puede llegar a convertirse en un tema del pasado para ti y para muchos otros hombres.

Causas

Para poder hacerle frente a cualquier situación negativa, lo primero que hay que hacer es entender cómo hemos llegado a esta situación y cuáles son las causas. A muchos hombres nos puede pasar que suframos de eyaculación precoz y simplemente lo aceptamos como al cielo siendo azul o el aire que respiramos: cosas que simplemente son así.

Pero en este caso no es así, y es muy probable que alguna de las siguientes razones sea la que ha contribuido a que tú o alguno de tus conocidos sufra de este síndrome:

- **Falta de práctica sexual.** Si no has tenido mucha suerte con las mujeres en los últimos tiempos, no te sientas mal si no das lo mejor de ti en las primeras ocasiones con tu nueva pareja; es un problema mucho más común de lo que te imaginas. Se ha comprobado que la falta de práctica sexual puede contribuir a que sufras de eyaculación precoz; como cualquier músculo del cuerpo, el pene se debilita si no tiene uso y es por eso que puedes llegar a padecer esto. Es una de las causas más comunes.

- **Alcoholismo y abuso del tabaco.** El abuso del alcohol y el tabaco tiene consecuencias importantes en tu desempeño sexual a largo plazo; es un problema con el que muchos alcohólicos y fumadores se encuentran cuando alcanzan cierta edad y es la génesis de que sufran de eyaculación precoz. Trata de reducir tu consumo de este tipo de sustancias porque, además de desarrollar eyaculación precoz, también contribuye a dañar tu salud.

- **La edad.** Por naturaleza, es muy común que los hombres comiencen la experiencia sexual durante la adolescencia y esto deriva en que no estén físicamente preparados para desempeñarse en este aspecto de la mejor forma posible; su cuerpo se acostumbra más y más a esto a medida que pase el tiempo, por lo que no es extraño que se sufra de eyaculación precoz.

- **Efectos psicológicos.** Nuestro cuerpo está mucho más condicionado por nuestra mente de lo que te puedas imaginar y eso es algo que se demuestra en el caso de la eyaculación precoz. Una causa muy común es que hayamos tenido sexo con nuestra mujer y hayamos eyaculado muy rápido en esa ocasión por alguna razón especial (estrés, agotamiento físico por un día de trabajo, entre muchas otras cosas), haciéndonos creer que sufrimos de este síndrome, resultando en que en ocasiones posteriores sigamos padeciendo lo mismo.

- **Problemas emocionales.** Hay ocasiones en las que simplemente nuestros problemas y nuestras preocupaciones pueden llegar a tener una influencia importante en nuestra vida sexual, por lo que no te debes sorprender si al no sentirte de la mejor manera, tu vida sexual comience a sufrir de una manera u otra en este aspecto.

En conclusión, las causas de la eyaculación precoz son muchas y de diferentes tipos y variedades, por lo que no es de extrañar que un número importante de hombres sufran de esto, como ha dicho Alex Reyes en su blog. Por lo tanto, es importante que te hagas algunas de las siguientes preguntas cuando notes que estás padeciendo este síndrome:

- ¿Estaba pasando por un mal momento emocional? Tus emociones están muy atadas a tu rendimiento en la cama, por lo que no es extraño que esto resulte en que no puedas dar lo mejor de ti si tu cabeza no estaba 100% enfocada en el sexo.

- ¿He estado abusando con el alcohol y el tabaco? Vicios de este tipo no van a contribuir a tu salud en ninguna forma, por lo que es importante que los dejes atrás enseguida.

- ¿Hace cuánto que no he tenido sexo? Si un futbolista vuelve de una lesión que lo ha dejado marginado por mucho tiempo de las canchas, es perfectamente normal de que su rendimiento en los primeros partidos de retorno estén un poco por debajo de su nivel habitual; lo mismo aplica con la vida sexual. No seas muy duro contigo mismo si no rindes tras tanto tiempo de inactividad; eso es normal y solamente debes mantener una cierta regularidad para dejar eso atrás.

- ¿Estaba muy estresado o preocupado por algo mientras tenía sexo? El sexo no es ajeno a nuestros problemas y a nuestras dudas de la vida diaria, por lo que no habría de extrañar de que todo esto tuviera una incidencia en nuestra vida sexual. Trata de expulsar todas esas dudas para que te puedas concentrar en disfrutar con tu mujer.

Todas estas interrogantes van a permitirte resolver las dudas que tengas en este aspecto; la eyaculación precoz tiene muchos orígenes y una de las claves para poder solventar esta problemática es conocer por qué hemos caído en esta situación como tal.

Diferencias Entre Disfunción Eréctil Y Eyaculación Precoz

Esto es algo que vale la pena destacar porque muchas personas tienden a confundirse y hay que dejarlo bien en claro: la disfunción eréctil y la eyaculación precoz no son lo mismo y tienen diferencias muy sustanciales.

Lo que sucede es que muchas personas tienden a creer que son lo mismo o confunden sus síntomas, resultando en que no haya mucha claridad de lo que estamos padeciendo en nuestra vida sexual y eso contribuye a que no avancemos mucho en este aspecto. ¿Cuáles son las diferencias más importantes entre la disfunción eréctil y la eyaculación precoz? Te lo explicamos a continuación:

- **Sus causas son diferentes.** En el caso de la eyaculación precoz, ya hemos dejado entrever que sus causas suelen ser muy naturales (estrés, preocupación, entre muchas otras), mientras que la disfunción eréctil suele ser un producto de causas más preocupantes o serias como diabetes, hipertensión, enfermedad de Parkinson y muchas otras que pululan y que pueden llegar a pasarte.

- **Producen sensaciones diferentes.** Ésta es la diferencia sustancial entre estos dos síndromes: la eyaculación precoz se basa en que tengamos un orgasmo demasiado rápido y que esto contribuya a que eyaculemos rápidamente, tal como su nombre lo dice, mientras que la disfunción eréctil se trata de la incapacidad del hombre de poder tener una erección lo suficientemente duradera para mantener una experiencia sexual por una buena cantidad de tiempo.

- **Puedes sufrir ambas.** Ésta tal vez sea una diferencia más indirecta, pero no evita que suceda, ¿no es así? Verás, la diferencia en este caso radica en que puede costarte mucho tener una erección y al mismo tiempo sufrir de una eyaculación precoz, por lo que esto es una manera muy clara de que son dos síndromes diferentes, con sus propios casos y sus propias circunstancias.

La clave está en saber lo que son ambas cosas; Alex Reyes ha mencionado en su blog cómo muchas personas han confundido uno de estos dos síndromes con el otro, resultando en que no se pueda manejar de la mejor forma posible y ésa es una de las razones por la que las personas tienden a quedarse atascados en estos problemas.

Si deseas averiguar cuál es el síndrome que tienes y no estás muy claro al respecto, entonces puedes:

- Consúltate con un doctor que sea experto en la materia para que pueda hacerte saber cuál es el síndrome.

- Si tienes familiares o cualquier otro tipo de conocido que haya pasado por disfunción eréctil o de eyaculación precoz, harías bien en consultarle para que te ayude a diferenciarlas.

- Puedes hacer tu propia investigación y tratar de averiguar los síntomas más comunes en estos dos casos.

Lo más importante es que no debes entrar en pánico; ambos síndromes son perfectamente comunes y nos pueden pasar a todos, por lo que no vas a ganar nada desesperándote o creyendo que no tiene solución. Eso no es nada que te vaya a servir de ninguna manera.

Es Mucho Más Común De Lo Que Piensas

Un problema que suele surgir entre los hombres es que perciben a la eyaculación precoz como una vergüenza, como un defecto irreconocible, que simplemente no debe ser mencionado por nadie ya que es algo que suele ser materia de burla y que a todos los demás no les pasa eso y nunca les ha pasado.

Ni siquiera cerca de la verdad.

De acuerdo a los estudios que se han realizado con el paso del tiempo, se ha comprobado que uno de cada tres hombres suele padecer de eyaculación precoz, así que estamos hablando de algo que es bastante común y que puede llegar a tener consecuencias importantes en nuestra vida sexual (e incluso en nuestra vida diaria, pero ahondaremos en eso más adelante).

Por lo tanto, estamos hablando de millones y millones de hombres en el mundo que están sufriendo el mismo problema que tú. ¿No te sientes un poco más tranquilo al saber que lo que estás padeciendo no es para nada raro y que hay muchas personas que han estado ahí y que incluso lo han podido superar? Eso es algo que debe reconfortarte y darte suficientes fuerzas para continuar.

Es importante que entiendas esto para que no te cierres ante todas las posibilidades que se te pueden presentar para solucionar este problema ya que todo comienza con la mente. Y es por eso:

- Que debes comprender que tu problema de eyaculación precoz no es para nada nuevo; le ha pasado a una infinidad de hombres y les va a pasar a muchos más con el paso del tiempo.

- Que siempre se tiene una solución y que solamente se trata de hacer la investigación necesaria.

- Que en el caso de que conozcas a alguien que padezca ese problema, entiendas que eso no es un juego para esa forma y que es muy probable que quizás requiera de un poco de apoyo y de comprensión.

- Que no es una condición que va a perdurar por toda tu vida, si haces los esfuerzos necesarios y te dedicas para cumplir tu objetivo.

Hay muchas personas que se sienten abrumadas por este tipo de situaciones y tienden a desarrollar una mentalidad de que se van a quedar así para siempre, como si fuera una gran maldición con la que deben vivir hasta el final de los tiempos. La realidad es que es algo bastante común y que afecta a una gran cantidad de hombres, por lo que te aconsejamos que hagas algunas de las siguientes acciones para que te sientas un poco más tranquilo al respecto:

- **Investiga al respecto.** ¡Estamos en la era de la digitalización! Aprovecha este detalle para tu conveniencia y trata de investigar lo más que puedas acerca de casos de eyaculación precoz; te vas a dar cuenta de que hay muchos más hombres de los que pensabas que padecían este tipo de problemas y eso es algo que siempre te va a ayudar a sentirte un poco más cómodo con la situación en la que te encuentras.

- **Consulta foros.** Sí, esto tal vez suene como una opción un poco peculiar, pero te pedimos que nos escuches, ¿sí? Tal como expusimos anteriormente, siempre es importante que contemos con un poco de influencia y de opiniones de personas que hayan pasado por esto anteriormente; de esta manera no nos vamos a sentir tan solos en este aspecto y vamos a poder encontrar soluciones. Te recomendamos que consultes foros especializados en el tema para que conozcas a alguien que te ayude y asesore un poco.

- **Háblalo con tu mujer.** Hay muchos hombres que dicen que esto les hace sentir castrados cuando no puede estar más lejos de la realidad; se necesita verdadero coraje para hacer esto, pero vale la pena destacar de que es muy importante: hablar del tema con tu mujer te va a hacer sentir mucho más relajado, como si te hubieras quitado un gran peso de tus hombros; esto es esencial para que puedas proseguir a solucionar esta situación tan problemática.

Todo esto va a contribuir para que llegues a una sola y poderosa conclusión: que lo que estás viviendo no es para nada extraño y que es algo que puede llegar a pasarle a cualquier tipo de hombre en cualquier tipo de situación o contexto.

Es más, nos atreveríamos a decir que todos los hombres que han tenido sexo han pasado por esta situación en algún momento de sus vidas; así de común es el tema de la eyaculación y así debes hacerle frente: como una situación muy común en la vida y que solamente requiere un poco de enfoque y un poco de calma, cuando muchas personas tienden a perder la paciencia.

¿Es tan complicado? Nosotros creemos que no.

Siempre Hay Que Dormir Bien

Dormir debe ser una de las actividades más importantes y esenciales en la vida de cualquier tipo de persona y muchas veces es una de las menos valoradas porque nos mantiene alejados de nuestra vida diaria por una cierta cantidad de horas. Pero hay que entender que estamos hablando de algo que es esencial para el desarrollo de todo nuestro organismo y eso incluye a nuestro proceso de eyaculación.

En el caso de esta última parte de nuestro cuerpo, vale la pena destacar el hecho de que el sueño es vital para que tengamos una vida sexual mucho más plena en donde la eyaculación precoz no sea un problema de mayor importancia. Eso se debe a muchos de los beneficios que podemos conseguir a la hora de dormir por una buena cantidad de horas:

- **Nos da mucha más energía.** Ésta es una de las razones más importantes y de las que tiene más relevancia cuando hablamos de por qué debes darte una buena parte del día para dormir y descansar: contribuye a que podamos recuperar las energías que hemos perdido durante el día y que podamos desempeñarnos de mejor manera en la cama.

- **Regenera nuestros músculos.** Si has hecho ejercicio en un gimnasio, es muy probable que te hayan dicho que debes dormir unas ocho horas diarias como mínimo para poder recuperarte. ¿Por qué? Porque has hecho un gran esfuerzo durante el día y tu cuerpo necesita un tiempo para poder regenerar los músculos y que éstos no se desgasten. Lo mismo aplica con nuestro pene y a la hora de tener sexo.

- **Si no duermes, te agotas más rápido.** Podríamos decir que tu cuerpo tiene ciertas reservas de energía que utiliza cuando no has dormido apropiadamente; son como las reservas de emergencia, por así decirlo. Eventualmente, estas reservas se pueden acabar y eso puede contribuir a que tu cuerpo no se desempeñe de la mejor manera en ningún tipo de actividad física, como es el caso de la actividad sexual, por ejemplo. Ésta es otra razón importante por la que debes dormir una buena cantidad de horas.

- **Te ayuda a mantenerte en mejor humor.** Esto es otra cosa que debes considerar; las personas que suelen estar de buen humor tienden a hacerlo mejor en la cama que aquellas que van al acto sexual con altos niveles de estrés, agotamiento, malhumor o simplemente agotados. Dormir unas ocho, nueve o hasta diez horas diarias puede contribuir a que tengas mejor sexo y que no seas tan propenso a los casos de eyaculación precoz que hemos mencionado hasta el momento.

Hay muchas personas que no valoran la importancia de dormir una buena cantidad de horas por día y eso es lo que termina por tener consecuencias negativas en todo lo que tenemos y en todo lo que hacemos; no hay una parte de nuestra vida que no se vea afectada por la falta de sueño y eso es una razón en sí misma para descansar apropiadamente. Muchos de los efectos negativos de la falta de sueño tienen una incidencia en la eyaculación precoz:

- Vas a ser más propenso al mal humor y eso va a afectar tu rendimiento sexual.

- Te vas a sentir mucho más agotado durante el día.

- Vas a envejecer mucho más rápido; se ha comprobado que hay personas que tienen las características físicas de personas mucho mayores por el hecho de que no han dormido apropiadamente.

- Tu cuerpo se va a desgastar mucho más porque no ha contado con el tiempo suficiente para recuperarse. Lo mismo aplica para nuestro pene y la capacidad de eyaculación.

- Un cuerpo sin muchas reservas de energía es mucho más propenso a eyacular con mayor rapidez; simplemente no contamos con la fuerza suficiente para poder mantener una erección por un largo periodo de tiempo.

Trata de dormir unas ocho o nueve horas durante el día para que nunca te sientas extremadamente agotado y así puedas recuperar las fuerzas que hayas perdido con el paso del día; de esta manera tu vida sexual se va a ver mucho más beneficiada por esto y la eyaculación va a ser mucho menos propensa en tu vida.

Usa La Manzanilla

Siempre es bueno tratar de utilizar métodos naturales para poder lidiar con síndromes de esta naturaleza; habrán casos en donde no te va a bastar con solamente relajarte y dejar atrás el estrés que pueda ser la causa de tus problemas de eyaculación; puede haber una posibilidad de que hayan secuelas y que no puedas salir de esta situación.

Es por eso que entre los remedios naturales que más se recomiendan para las personas es el uso de la manzanilla porque suele tener de los mejores resultados para tu salud en este aspecto y que vale la pena que utilices. Se recomienda utilizarla en el té y te genera una amplia cantidad de beneficios, entre los que resaltamos los siguientes:

- **Genera relajación.** Tal como hemos explicado en la sección de las causas, una de las razones más comunes por las que puedes estar padeciendo eyaculación precoz es el hecho de que puedes estar muy tenso o estresado por motivos personales o profesionales, por lo que la relajación es esencial y eso es lo que vas a conseguir bebiendo un poco de manzanilla para poder desempeñarte de mejor forma.

- **Reduce la ansiedad y el nerviosismo.** La actividad sexual, por más rebosante de adrenalina que pueda llegar a ser, debe realizarse en un estado de paz y de tranquilidad mental para no caer en problemas de eyaculación precoz, cosa que vas a conseguir con más probabilidades si pruebas manzanilla cada cierto tiempo.

- **Purifica tu organismo.** Esto es algo que vale la pena destacar ya que mientras más sanos estemos, mejor nos vamos a desempeñar en la cama, así que esto es algo que vale la pena destacar. La manzanilla es un poderoso purificador del organismo y esto es algo que te va a permitir expulsar todo lo malo que tal vez hayas acumulado por una mala alimentación, por el alcoholismo o por el abuso del tabaco, por lo que es una variable que siempre hay que considerar.

La manzanilla es un recurso que siempre vale la pena tener en nuestro arsenal de remedios porque es uno de los más usados y recomendados por una amplia variedad de expertos en el mundo de la salud, sin mencionar al blogger Alex Reyes, quien ha hecho énfasis en que vale la pena usar este elemento para lidiar con los problemas de eyaculación precoz.

Muchas personas piensan que la actividad sexual es ajena a nuestra salud y a nuestra dieta, pero eso no puede estar más alejado de la verdad. La realidad es que si no nos cuidamos en este renglón, los resultados van a ser mucho peores y tal vez comencemos a desarrollar problemas crónicos de eyaculación precoz.

Cambios Que Debes Hacer En Tu Rutina

Todo lo que hacemos en nuestra vida diaria puede llegar a tener consecuencias a corto, a mediano y a largo plazo; esto es algo que es inevitable porque somos personas de hábitos y siempre nos vamos a acostumbrar a hacer una cosa u otra.

En el caso de la eyaculación precoz, hay muchos hábitos que te pueden contribuir a eliminar este aspecto de tu vida y de esta manera comenzar a desarrollar una vida sexual mucho más funcional, sin necesidad de hacer sacrificios o cambios demasiado drásticos. Algunos de los cambios que puedes realizar en tu rutina son los siguientes:

- **Haz yoga.** No solamente vas a ganar mucha más flexibilidad a la hora de desempeñarte en la cama, sino que el yoga también tiene mucha meditación incluida en sus rutinas y eso es algo vital para este tipo de situaciones; el estrés es una de las causas más comunes de la eyaculación precoz, por lo que debes tomarte esto en consideración para que tu cuerpo se adapte de mejor manera a la vida sexual ya que es una actividad física como cualquier otra.

- **Mantén una buena higiene.** Esto tal vez te suene como algo que no es tan importante, pero a medida que pase el tiempo te vas a dar cuenta de que es vital para tu vida diaria y, por supuesto, tu vida sexual. Nuestro cuerpo, al no bañarse y mantenerse limpio cada cierto tiempo, acumula bacterias que pueden convertirse en molestias más que considerables para nosotros y que inclusive pueden transformarse en enfermedades que nos evitarían tener una eyaculación mucho más normal.

  Es por esto que la higiene es tan importante para nosotros: ayudan a que no contraigamos algún tipo de enfermedad por acumulación de bacterias y nos van a ayudar a tener una mejor vida en general.

- **Uso de condones más gruesos y fuertes.** Esto es un truco que puede ayudar a que tus erecciones duren mucho más tiempo y de esta manera mantener la eyaculación con mucha más durabilidad, por lo que estamos hablando de un truco que puede llegar a tener consecuencias más que interesantes en tu cuerpo, con todo lo que eso puede llegar a conllevar.

- **Practica diferentes posiciones sexuales.** Tal vez nunca te hayan dicho o quizás nunca te hayas dado cuenta, pero la posición sexual clásica con las piernas extendidas influye para que tengas un orgasmo de manera mucho más rápido y eso naturalmente deriva en una eyaculación mucho más precoz. Es por eso que es recomendable tratar de utilizar posiciones sexuales mucho más balanceadas y que puedan ayudarte a sostener tus erecciones por mucho más tiempo.

Los pequeños detalles siempre tienen una influencia significativa en el desarrollo de nuestras vidas en todos sus aspectos y esto es algo que también se puede aplicar con nuestra vida sexual, por lo que es importante mantener una rutina estable y sana que nos permita tener un desempeño en la cama y podamos rendir tal como deseamos. Lo más importante que debes entender de esto es que:

- Los pequeños detalles tienen una mayor influencia en nuestra vida de lo que te puedas imaginar.

- Siempre hay leves cambios que pueden llegar a influir mucho en tu vida sexual.

- Hay posibilidades de que estés no estés haciendo algo que esté contribuyendo a que sufras de eyaculación precoz.

- Todo depende de lo que tú hagas y cómo lo hagas. Tienes que cuidarte todo el tiempo y pensar en lo que estás haciendo para poder tener una buena vida.

Los cambios de rutina son de lo más importante que vas a conseguir para poder mejorar tu vida en todos sentidos y es por eso que no puedes ni debes dejar de lado algunos de los hábitos y los consejos que te hemos explicado.

Uso Del Jengibre

Otros de los remedios naturales más interesantes y efectivos para quienes sufren de problemas de eyaculación precoz es ciertamente el jengibre. Y es que este remedio no solamente va a ayudarte a que tu eyaculación no sea tan rápida, sino que también te va a ayudar como un antinflamatorio, a reducir todo tipo de molestias que puedas estar padeciendo y muchas otras ventajas que te ofrece este maravilloso remedio.

En el caso de la eyaculación precoz, hay pocos remedios naturales más efectivos que éste y es una de las razones por las que debes agregarlos a tu dieta para solventar esta problemática. A continuación te explicamos algunas de las otras razones por las cuales deberías usar el jengibre para arreglar tus problemas de eyaculación precoz:

- **Ayuda con la salud cardiovascular.** Tal como hemos expuesto durante todo el libro, se sabe que los problemas de eyaculación precoz suelen ser un producto del estrés o de estar muy preocupado en la gran mayoría de los casos, por lo que no es de extrañar que nuestro corazón esté palpitando alocadamente mientras estamos teniendo sexo. En esto ayuda el uso del jengibre porque te puede ayudar a que no te estreses demasiado y mientras menos llamativas sean tus pulsaciones, de esta manera vas a ser menos propenso a la eyaculación precoz.

- **Simplifica la fluidez sanguínea.** Toda erección y eyaculación se basa en el fluido sanguíneo en el pene, por lo que no es de extrañar que una mayor y mejor fluidez sanguínea contribuya a que seamos menos propenso a un caso de eyaculación precoz. Esto es algo que puedes complementar con una rutina positiva de ejercicios para mantenerte en mejor forma (profundizaremos en esta área más adelante).

- **Sus efectos se van a notar tras un mes.** Esto es algo importante porque muchas personas tienden a desesperarse porque no consiguen resultados positivos a corto plazo (es uno de los fallos más característicos de los hombres cuando sentimos que no estamos rindiendo en nuestra vida sexual). Es por eso que es importante resaltar el hecho de que el consumo del jengibre solamente se va a notar una vez que haya pasado un mes.

Vale la pena destacar que se puede consumir el jengibre en diferentes formas y con diferentes características; puedes consumirlo como una infusión o como una suerte de jugo, ambos con el mismo tipo de efecto en nuestra salud. Y es que el jengibre es rico en minerales, zinc, calcio y muchos otros nutrientes esenciales para que tengamos una eyaculación mucho más normal y efectiva.

Hay muchos alimentos que pueden ayudarte en este problema y el jengibre ciertamente es una de las mejores opciones que vas a conseguir.

Jugueteo Previo

Esto es algo que es bastante práctico para todas las personas que sufran de eyaculación precoz y que desean una solución mucho más visible, a falta de un mejor término. Ésta es una solución que te puede ayudar a reducir tus problemas de eyaculación y a ayudar a tu pareja para que tenga una mejor experiencia sexual en todo el sentido de la palabra.

El jugueteo previo es una de las mejores maneras de que te tomes tu tiempo para que tu pene se empine y pueda mantenerse por un largo periodo de tiempo, complaciendo a tu pareja en el proceso y llevándola al punto del orgasmo tras el pasar del tiempo. La razón de esto es muy sencillo: se basa en la paciencia y en tomarte tu tiempo durante el sexo, cosa que muchas veces dejamos pasar. Entre todos los beneficios podemos conseguir:

- Mantener una erección por mucho más tiempo y, por ende, una eyaculación mucho menos prematura.

- Vas a lograr complacer a tu pareja de forma mucho más progresiva y efectiva.

- Te das tiempo a ti mismo para sostener una mejor respiración y no ser víctima de pulsaciones demasiado aceleradas.

- Te vas a sentir mucho más cómodo durante toda la experiencia.

Muchos hombres no le dan al jugueteo previo el tiempo y la energía que se merece porque quieren ir directamente al acto principal; esto es una de las razones por las cuales se puede caer en el tema de la eyaculación precoz: la falta de tiempo para establecer una erección más duradera y que tu cuerpo se aclimate a lo que está sucediendo. Es por eso que debes entender lo siguiente:

- Que tu cuerpo necesita tiempo para estar preparado para el encuentro sexual.

- Que mientras mejor sea el jugueteo previo, mayores van a ser las posibilidades de que tu cuerpo no caiga en el tema de la eyaculación precoz.

- Que enfocarte en la mujer es una buena manera para que te vayas preparando poco a poco, sin necesidad de esforzarte de más en este tipo de cuestiones.

- Que no es una maratón ni es una carrera; todo esto se trata de disfrute y de pasarla bien. No hay necesidad de complicarse mucho en este aspecto.

Todo esto va a tener una mayor influencia en tu desempeño en la cama de lo que te puedas imaginar, por lo que es importante que consideres todo lo que te hemos acabado de explicar y de mencionar.

En líneas generales, esto es una táctica que puedes aplicar para que tu vida sexual pueda ser mucho más duradera en el caso de que no te sientas muy interesado en las otras sugerencias que hemos hecho y todo lo que eso conlleva.

Hacer Ejercicio

El sexo es una actividad física como cualquier otra que conozcas, por lo que no te debes sorprender con esta revelación: hacer ejercicio puede llegar a ser muy beneficioso para luchar contra los casos de eyaculación precoz.

Indiferentemente de los ejercicios que desees hacer (ejercicio típico de gimnasio o deportes), podemos decirte que el mero hecho de hacer actividad física es una de las mejores maneras para solventar las problemáticas de eyaculación precoz que puedas estar padeciendo ahora mismo. Entre los beneficios más importantes que vas a conseguir con esto es:

-   **Mayor resistencia.** Especialmente en el caso de que practiques deportes como la natación, obtener mayor resistencia te va a ayudar a que tu cuerpo tenga una mayor durabilidad en el tema sexual y eso es algo que tiene una relevancia esencial en el desarrollo de tu cuerpo, contribuyendo a que la eyaculación precoz sea algo mucho más casual y tal vez hasta improbable de pasar.

-   **Una mayor fluidez sanguínea.** Como hemos explicado con anterioridad, mientras en mejor forma nos encontremos, mayor va a ser el fluido sanguíneo en nuestro cuerpo y eso, por supuesto, incluye el caso de nuestro paso cuando sea el momento de eyacular. Siempre hay que pensar en este tipo de aspectos porque es vital para una vida sexual efectiva y funcional.

-   **Permite eliminar el estrés.** Esto es algo que se ha comprobado con el paso del tiempo y que muchos expertos en la materia han resaltado: el ejercicio contribuye a que drenes todo el malestar emocional, todo el estrés y las molestias que puedan llegar a afectarte en tu vida sexual, por lo que estamos hablando de una muy buena posibilidad para que elimines cualquier caso de eyaculación precoz.

El ejercicio ofrece una amplia cantidad de opciones que van a contribuir a que te sientas mucho mejor y que puedas rendir durante gran parte del día, incluyendo en la cama. Es una de las maneras más efectivas de drenar tu cuerpo de todos los males que puedas estar padeciendo y también contribuye a que no tengas que hacer tanto esfuerzo a la hora de evitar una eyaculación precoz; tu cuerpo va a estar mucho más aclimatado a este tipo de situaciones.

Hay muchos consejos que podemos darte a la hora de hacer ejercicio para solventar el tema de la eyaculación precoz, entre lo que podemos destacar:

- Trata de elegir ejercicios y disciplinas en donde puedas fortalecer tu resistencia; el sexo se basa mucho en eso y es importante que estés más desarrollado en ese aspecto.

- Siempre trata de beber agua; es un elemento fundamental para que tu cuerpo pueda desarrollarse de una mejor manera cuando estés haciendo ejercicio.

- Trata de hacer ejercicios que te permitan trabajar diferentes partes de tu cuerpo; el sexo es una actividad que va a demandar mayor fortaleza física en casi todo tu cuerpo, por lo que debes desarrollarte de forma muy completa.

En conclusión, esto es algo que puede marcar una gran diferencia en ti y en lo que puedes llegar a lograr para solventar el tema de la eyaculación precoz; el ejercicio puede contribuir a que te desarrolles de mejor forma y puedas tener una mayor durabilidad en la cama.

Uso Del Ajo

Tal vez no sea el alimento más atractivo o delicioso que podemos conseguir, pero te sorprendería saber los efectos afrodisiacos que pueden llegar a tener en tu organismo para batallar contra la eyaculación precoz; es una posibilidad muy útil y práctica que deberías sopesar para poder hacerle frente a estas circunstancias.

El ajo es un remedio natural muy destacable para lidiar con la eyaculación precoz y es uno que se debe convertir en una parte esencial de tu alimentación para poder hacerle frente a este síndrome. Entre las razones principales para consumir este alimento podemos encontrar:

- Es muy bueno para poder lidiar con los problemas circulatorios de tu cuerpo, lo que contribuye a que la sangre pueda fluir con mayor normalidad y que tu eyaculación se tarde mucho más en realizarse, lo que es muy beneficioso.

- Influye directamente en nuestro organismo como un afrodisiaco, por lo que estamos tratando con un remedio que nos permite un mayor y mejor funcionamiento en el aspecto sexual, cosa que siempre es bienvenida, ¿no es así?

- Ayuda a que tu organismo se purifique, expulsando en el proceso a todos esos males y malestares que puedan estar ejerciendo una influencia negativa en tu cuerpo y derivando en que sufras de eyaculación precoz.

El ajo debe ser uno de los alimentos menos apreciados y valorados por las personas, pero ofrecen muchos beneficios a nuestro cuerpos y son agentes purificadores que nos permiten desempeñarnos de mejor manera en el ámbito sexual, aunque nunca lo hayas visto de esta manera. Algo que debes sopesar como un elemento clave de tu dieta.

¿Cómo Superar Los Problemas Psicológicos?

Mucho se ha dicho acerca de que la eyaculación precoz no es más que un problema psicológico que nosotros mismos hemos ejercido en nuestra mente por nuestras propias inseguridades o preocupaciones, resultando en un rendimiento sexual muy por debajo de lo deseado. Esto es en parte cierto –muchas veces sufrimos de eyaculación precoz por problemas de la mente-, mientras que por otro lado no es cierto –no todos los casos se deben a un tema de la mente-.

Es por eso que hacerle frente a los casos de problemas psicológicos que derivan en la eyaculación precoz es algo que debe ser manejado desde el principio para que no haya ramificaciones importantes a largo plazo. Muchos de los problemas que pueden presentarse son los siguientes y agregamos la solución al respecto.

- **Tuviste un caso de eyaculación precoz una vez y eso te traumatizó.** Lo entendemos, eso es algo que le ha pasado a todo el que se haya involucrado en una experiencia sexual en algún punto de su vida; no eres ni el primero ni el último al que le ha pasado. Pero pensar en eso con insensatez o pensar que eso es la constante es lo que te influye a caer en lo mismo; la realidad es que en estos casos es mejor que dejes atrás ese evento y te dediques en disfrutar con tu mujer.

- **El estrés y preocupación de tu vida laboral.** Hay muchas personas que se llevan el trabajo a casa e incluso a la cama. No es lo ideal; los hombres que suelen estresarse mucho por su trabajo pasan gran parte del día enfocados en ese tema y eso les evita consumar su relación de la mejor manera, derivando en los casos de eyaculación precoz que tanto hemos mencionado durante todo el libro. Lo importante aquí es separar tu vida laboral de la personal y, más importante aún, de la sexual.

- **Problemas personales.** La vida personal también puede llegar a tener una incidencia en tu desempeño sexual y eso es perfectamente aceptable; no somos máquinas y hay momentos donde los ánimos no van a ser los mejores. En este tipo de situaciones, el rendimiento sexual no va a ser el mejor y es importante que consideres eso de antemano; si piensas que tu mente no va a estar totalmente metida en esta situación, es mejor que dejes el sexo para otro día o aceptes dejar de lado tus problemas por un par de horas.

- **No te tienes confianza en la cama.** La falta de confianza puede ser una de las razones más comunes por las cuales sufras de eyaculación precoz; tu confianza se ve tan golpeada por malas experiencias que hayas tenido en el pasado que ya no te sientes a gusto con tus propias habilidades. Aquí es importante que entiendas que todos tienen sus propios ritmos y velocidades; no hay razón alguna para que te sientas desanimado o no te creas capaz; la clave radica en que entiendas que todos podemos tener una noche baja de vez en cuando.

Siempre vamos a tener momentos en donde nuestra mente no va a estar en la mejor de las condiciones y en donde los resultados en el sexo no sean los más alentadores; en estos casos es importante que te des cuenta de que todo tiene solución y que no hay necesidad de que te sientas resignado porque el tema de la eyaculación precoz tiene solución y tu vida sexual tiene solución si simplemente aceptas que estás teniendo dificultades y que debes esforzarte para salir adelante.

Hojas De Tilo

En la línea de los remedios naturales que puedes probar para poder lidiar con el tema de la eyaculación precoz, puedes probar la posibilidad de las hojas de tilo para recuperarte de los efectos de este síndrome y poder estar en una mejor condición, con todo lo que eso puede llegar a conllevar en tu cuerpo.

En el caso de las hojas de tilo, podemos decir que, como los otros remedios que hemos mencionado con anterioridad, puede llegar a ser bastante práctico para lidiar con esta problemática y es un elemento que vale la pena agregar a tu dieta, así que no dudes en contar con algunas hojas de tilo. Entre sus beneficios vas a conseguir que:

- Permite mantener un mayor y mejor control sobre la eyaculación, volviéndola mucho menos precoz y mucho más manejable para ti, por lo que estamos hablando de que tu cuerpo va a tener un mayor funcionamiento en el aspecto sexual, sin ningún tipo de duda.

- Va a contribuir a que tengas un mayor estado de relajación. En el sexo la relajación es mucho más importante de lo que puedas llegar a pensar y es por eso que esto que es vital que te tomes estas hojas en un té porque van a hacer que tu cuerpo se relaje un poco más y puedas desempeñarte en la cama de mejor manera.

- También sirve para controlar la ansiedad sexual, que es especialmente común en la gente joven o que tal vez no ha tenido sexo en mucho tiempo. La ansiedad es uno de los factores que más influyen a la hora de sufrir casos de eyaculación precoz, por lo que esto es un beneficio más que necesario para ti y para tu situación.

Su uso más común suele ser como parte de un té, así que te recomendamos que la utilices como la mejor opción para ti y para tus problemas de esta índole; de eso se trata: de conseguir la mayor cantidad de variantes y soluciones al problema que se te ha presentado en tu vida sexual.

Los Vicios

Hay muchas adicciones negativas que pueden hacer estragos con nuestras vidas sexuales y eso es algo que nadie debe dejar de lado; es un aspecto que muchos conocedores de la materia han dejado de lado por no considerarla tan importante cuando la realidad es que lo es y que nunca debe ser ignorada.

Los seres humanos somos criaturas de vicios y tendemos a acostumbrarnos a muchas cosas tanto buenas como negativas; esto es parte de lo que moldea nuestro estilo de vida y eso es algo que, créelo o no, va a tener consecuencias importantes en tus problemas de eyaculación precoz.

Aquí te vamos a explicar algunos de los vicios que mayor influencia puede llegar a tener en tu rendimiento sexual y que deberías reducir e inclusive eliminar de tu rutina diaria.

- **El alcohol.** A todos nos gustan un poco de cerveza en ciertos momentos para poder relajarnos, pero abusar de ello nunca es la mejor idea y puede llegar a tener un daño importante en tu vida diaria. Se ha comprobado que el alcoholismo dificulta mucho que tu cuerpo tenga una erección tras muchos años con ese vicio, por lo que tiene una consecuencia importante a la hora de eyacular, por más indirecta que sea.

- **El tabaco.** El tabaco debe ser una de las sustancias más dañinas en todo el mundo y no sin razón; es una de las causas principales de cáncer en las personas, por ejemplo. El tabaco puede contribuir a que tu rendimiento sexual se vea menguado por el deterioro constante que va a sufrir tu organismo por el probarlo repetidamente, así que esto es algo que deberías ignorar completamente.

- **Las drogas.** Al igual que el tabaco, las diferentes variaciones de drogas que existen en la actualidad contribuyen al deterioro sistemático de nuestro cuerpo, resultando en que sea cada vez más complicado para que nuestros músculos puedan desempeñarse de una mejor manera en las diferentes actividades que podemos llevar a cabo, incluyendo el sexo y teniendo a la eyaculación precoz como una de sus consecuencias principales.

Siempre vamos a ser adictos a algo; eso es parte de la condición humana y no es algo que podamos evitar, nos guste o no. Es por eso que debemos enfocarnos en todos los elementos negativos de esto a lo que nos estamos atando. Especialmente si estás muy preocupado por tus problemas de eyaculación precoz, es importante que entiendas que:

- Adicciones como las que acabamos de mencionar no van a aportar absolutamente nada positivo a tu vida; son solamente problemas que van a poner en riesgo tu salud y van a deteriorar a tu cuerpo.

- Si mantienes un estilo de vida mucho más saludable, vas a poder vivir mejor, te vas a sentir mejor y tu vida sexual va a ser mucho más activa y funcional, por lo que es algo que todos siempre vamos a querer para nosotros mismos.

- Puedes pensar en tu mujer en este tipo de situaciones. ¿De verdad vale la pena tener una vida sexual más deficiente con tu esposa o tu novia por el simple hecho de que no puedes dejar el tabaco o reducir tu bebida? En este tipo de situaciones hay que establecer prioridades y determinar qué es lo más importante para ti en este punto de tu existencia.

Al final del día, los vicios y las adicciones tienen un componente muy psicológico y depende mucho de lo que tú quieras (como todo lo que hemos explicado en este libro, si somos realmente sinceros). Es por eso que es importante que entiendas todo lo que esto significa y todo lo que puedes hacer; la eyaculación precoz muchas veces puede ser la consecuencia natural de un estilo de vida muy sedentario y abierto a las adicciones, por lo que todo cambio comienza desde lo que tú quieras ser.

Lo que tú quieras y nada más.

¿Quieres Evitar La Eyaculación Precoz?

Ésta es otra posibilidad que puedes manejar y que te puede servir en esta situación. Muchas personas desean eliminar la eyaculación precoz incluso antes de que ésta tenga posibilidad de asentarse en nuestra vida, por lo que no es de extrañar que hayan surgido una buena cantidad de opciones y de propuestas para poder dar con soluciones a este deseo de eliminar a la eyaculación precoz antes de que siquiera haya comenzado.

Hay muchos métodos y soluciones que se han aplicado con el paso de los años para lidiar con el tema de la eyaculación precoz incluso de antes de tenerla. En el caso de lo que estamos hablando, aquí te vamos a explicar algunos de los métodos más comunes que se han utilizado en este aspecto en los últimos tiempos:

- **Aerosoles.** Uno de los síntomas más comunes en nuestro cuerpo al sufrir de eyaculación precoz son las irritaciones en nuestra piel y eso es algo que muchas personas no mencionan cuando se habla de este tema. La irritación y la sensibilidad extrema en el pene es una de las razones por las cuales estos aerosoles se han vuelto muy populares; nos quitan de encima esa sensibilidad y contribuyen a que estemos en un estado mucho más cómodo y libre de irritaciones.

- **Cremas.** Hay muchas cremas diseñadas para hacerle frente a una situación como la eyaculación precoz; la realidad es que muchas de ellas tienden a ser un poco experimentales y pueden poner en riesgo a tu salud, así que te aconsejamos que vayas con cuidado cuando estés tratando con este tipo de productos.

- **Píldoras.** Bueno, si hemos dicho eso de las cremas, ¿qué te podemos decir en el caso de las píldoras? No te recomendamos que sean tus primeras opciones para prepararte contra la eyaculación precoz porque pueden llegar a tener efectos secundarios más que deplorables en tu salud y en tu organismo, así que esto es algo que siempre debes sopesar.

En líneas generales, todas éstas son opciones que no son tan recomendables como la primera para ti; deberías manejarlas como último recurso ya que no son naturales y los productos de esta índole pueden llegar a tener consecuencias más que negativas en nuestra salud. Y en especial si estamos hablando del pene y los genitales, áreas tan sensibles de nuestro cuerpo, esto es algo que debemos manejar con mucha más sensibilidad. Y cuidado.

Lo que sí es importante es que desees solventar este problema antes de que siquiera se presente porque eso significa que estás un paso adelante en este tipo de circunstancias y te vas a sentir mucho mejor cuando consigas mejores resultados. Lo que debes hacer es lo siguiente:

- Investiga un poco acerca de los posibles síntomas de eyaculación precoz que se puedan presentar en tu vida.

- Trata de conocer un poco los consejos de estilo de vida que contribuyen a que seas menos propenso a la eyaculación precoz (como los que hemos explicado en este libro, por ejemplo).

- Si lo deseas, puedes hacer un esfuerzo en contactar a un doctor especializado en el tema para que te diga si eres propenso a este tipo de síndrome o no.

Si quieres evitar la eyaculación precoz, entonces estás bien encaminado.

La Respiración Como Remedio Natural

Tal vez suene como una exageración, pero tal como hemos dejado entrever durante todo el libro, la respiración es de vital importancia para que tu cuerpo reaccione de mejor forma durante el sexo y puedas desempeñarte de mejor manera, sin necesidad de caer en el tema de la eyaculación precoz.

La clave de la respiración es ser consciente de lo que estamos haciendo; tal vez eso sea un poco complicado cuando estamos teniendo sexo, pero no es para nada evitable. Esfuérzate en que tu respiración no sea muy acelerada; esto es algo que te va a volver a ser muy propenso a los orgasmos y eso deriva en que eyacules de manera mucho más rápida. La clave está en respirar lentamente, sin necesidad de que tu cuerpo tenga que acelerarse.

Algo que puede ayudarte a respirar apropiadamente son las clases de yoga; éstas ayudan a las personas a poder respirar de forma apropiada y a ejercer un mayor control sobre sus cuerpos, por lo que estamos hablando de algo que vale la pena ya que la eyaculación precoz es todo lo contrario: la pérdida de control sobre una parte de nuestro cuerpo.

Lo que debes entender en esta situación es lo siguiente:

- La respiración es una parte esencial en el tema de la eyaculación.

- Es un remedio natural tan común y práctico como todos los que hemos explicado con anterioridad.

- Mientras más relajada sea tu respiración y más calmada sea, mejor va a ser tu cuerpo a la hora de eyacular ya que te vas a tardar mucho más tiempo.

- Trata de hacer yoga y meditaciones porque te enseñan a respirar de manera tranquila y mucho más relajante para que no te vuelvas tan propenso a respirar agitadamente.

Este tipo de situaciones se resuelven a través de los pequeños detalles y la respiración es un aspecto esencial para poder evitar la eyaculación precoz.

Usa El Baño Antes De Tener Sexo

Estamos seguros de que esto te ha pasado en algún punto de tu vida: estás en alguna reunión importante en el trabajo o estás caminando por la calle con tu familia y te dieron unas ganas tremendas de ir al baño y todo tu cuerpo se convierte en un torrente de temblores y espasmos. Esto es muy normal y a todos nos ha pasado en algún punto; el deseo de ir al baño muchas veces aparece cuando menos te lo esperas.

Así que es importante que antes de tener sexo hagas una parada hacia el baño porque de esta forma vas a evitar un escenario que puede llegar a ser muy problemático para ti y que puede ser una de las razones por las que estés sufriendo problemas de eyaculación precoz con tanta asiduidad. Es por eso que debes:

- Ir al baño antes de tener sexo porque de esta manera tu vejiga no va a estar tan necesitada de una descarga y tu cuerpo va a estar mucho más relajado; esto es una parte esencial para tener una eyaculación mucho más tardía y efectiva.

- Si te gusta beber agua antes de ir a la cama, trata de mantenerla en una cantidad que no te obligue a sentirte tan repleto o lleno porque eso puede llegar a obligarte a tener ganas de ir al baño.

- Es bueno que verifiques tus ganas antes de entrar a la cama porque tal vez esto es uno de los motivos principales por el cual te encuentras con estos problemas.

Tómate tu tiempo para poder arreglar esta situación y usa el baño si tienes ganas de ir al mismo; de esta forma tu cuerpo va a estar mucho más suelto y relajado cuando estés en la cama con tu mujer, tal como ha especificado Alex Reyes en su blog. Debes estar en un estado de comodidad que te va a ayudar a que tu cuerpo funcione de la mejor manera posible y que puedas desempeñarte con mayor capacidad.

La Importancia De Hablarlo

Muchos hombres podemos llegar a ser muy orgullosos y a no discutir el tema porque sentimos que, como hombres, no podemos fallar en la cama y que es nuestro debe complacer a nuestra pareja sí o sí y que no podemos tener ningún tipo de fallo. Esto es parte de la cultura que se ha desarrollado en nuestra sociedad acerca del rol que debe ejercer el hombre y es una de las razones que pueden llegar a tener un impacto psicológico en nuestros cuerpos a la hora de eyacular.

Tal como hemos explicado anteriormente, no tengas miedo de abrirte a las personas y de hablar de este tema porque de esta manera tal vez encuentres una solución. Especialmente te recomendamos que hables con tu pareja al respecto para que te sientas mucho más cómodo con el tema y no te sientas como si estuvieras ocultando un gran secreto que el resto del mundo no puede saber. Lo que sí debes recordar es:

- Debes compartir esta situación con solamente las personas con las que tengas un cierto grado de confianza; tampoco hay necesidad de que esto lo sepan las personas con las que no tengas suficiente confianza.

- Debes hablar con la seriedad necesaria. Si de verdad te sientes muy preocupado por este tema, entonces es bueno que lo hables con la seriedad que este tipo de situaciones puede llegar a meritar.

- Te vas a sentir mucho más feliz y relajado porque de esta manera te vas a sentir que no estás solo en esta situación y que cuentas con el apoyo de tus seres queridos; es por eso que es importante que consideres esto porque lidiar con la eyaculación precoz por tu cuenta puede llegar a ser una situación muy problemática.

Nunca debes sufrir en silencio con esta situación; es lo peor que te puede pasar y te puede generar muchos estragos y situaciones amargas y negativas, así que haz un esfuerzo para relacionarte con las personas más cercanas a ti y hazles saber acerca de este problema que te ha estado molestando últimamente. Especialmente tu pareja ya que están los dos juntos en esto, de alguna manera, y es importante que te ayude a mejorar.

Trata De Masturbarte

Esto es algo que puede ayudarte a desarrollar un mayor grado de resistencia y a enseñarte a tener un mayor control de tu cuerpo. Cuando te estés masturbando, se ha comprobado que es muy recomendable que esperes unos 20 segundos antes de llegar al punto de eyaculación, que respires profundamente y empieces otra vez todo el proceso; de esta manera evitas la eyaculación por un tiempo más.

La masturbación, créelo o no, puede ser un buen escenario para que trates de solventar estos problemas que puedas estar teniendo y te puede ayudar para que estés mucho mejor. Muchas de sus ventajas incluyen:

- Puedes llegar a desarrollar un poco más de resistencia y durabilidad en la cama gracias a esto.

- Te conoces un poco mejor en el tema sexual y los ritmos que puedas llegar a tener.

- Desarrollas un mayor control sobre tu cuerpo; tal como hemos explicado anteriormente en el libro, muchas personas sufren de eyaculación precoz porque no poseen un control importante sobre cómo funcionan sus cuerpos.

- Te enseña a controlar la eyaculación, por lo que vas a poder desempeñarte de una mejor manera en la cama y no vas a tener que lidiar con esto de una manera tan marcada cuando estés con tu mujer.

Por más chistes que se hagan actualmente del tema, la masturbación es una buena técnica para "quemar" las ganas que estés teniendo actualmente y es una muy buena forma para que te conozcas un poco más; existen muchos casos de personas que han salido adelante en este tipo de situaciones gracias a esto, además de un estilo de vida mucho más práctico. Tú puedes llegar a ser este tipo de personas si te esfuerzas y aprendes de lo que los demás han hecho con el pasar del tiempo.

Todo Se Trata De La Velocidad

¿Por qué haces tanto énfasis en ir tan rápido en la cama? ¿Acaso no quieres tomarte tu tiempo y disfrutar con tu pareja? El problema que muchos hombres hemos padecido en algún punto de nuestra vida sexual es que creemos que siempre debemos mantener un ritmo alocado y acelerado en la cama cuando la realidad es que el sexo se trata más de calidad que de tiempo o inclusive cantidad y eso suele ser motivo que origine la eyaculación precoz.

No te enfoques mucho en mantener un ritmo muy agitado en la cama solamente porque crees que es lo que tu pareja quiere; aquí es donde la comunicación entre parejas debe tener una influencia significativa porque puedes estar cavando tu propia tumba en este aspecto, si no haces caso. Algunos consejos que te podemos dar al respecto son los siguientes:

- Habla con tu pareja de esto. Es importan te que los dos estén en la misma página en cuanto a lo que quieren y a lo que desean en la cama; hay muchas parejas que no suelen estar de acuerdo y eso origina muchos problemas.

- Sé sincero contigo mismo acerca de la velocidad y el ritmo que puedes mantener en la cama. Está bien que quieras desafiarte, pero todos tenemos una cierta naturaleza y capacidad, por lo que es importante que seas honesto contigo mismo y entiendas cómo puedes o no puedes rendir.

- Mantén un ritmo en la cama que sea mucho más capaz para ti y que te permita sentirte mucho más cómodo; no hay ningún tipo de necesidad de acelerarse mucho o de desempeñar un rol que no se ajuste a lo que tú puedas hacer. El sexo no es un deporte, no es una competencia; es un momento en el que debes disfrutar con tu pareja.

Forzar un ritmo en el sexo que no sea el más recomendable para ti es una de las razones principales por las cuales desembocamos en la eyaculación precoz y es algo que tú debes evitar a toda costa; es aquí donde la sinceridad contigo y con tu pareja va a desempeñar un rol importante y esencial para que no caigas en este círculo vicioso en el que muchos hombres han caído en el pasado.

Conclusión

La eyaculación precoz es un tema delicado para muchos hombres y tiene su cierta razón; somos orgullosos por naturaleza en el tema sexual y no nos gusta aceptar cuando lo estamos haciendo mal en la cama o cuando simplemente estamos teniendo problemas. Pero la realidad es que estos problemas son muy reales y debemos hacerles frente o es muy probable que la situación se agravie y no podamos tener una vida sexual agradable y placentera con nuestra pareja.

Como podrás haber atestiguado en el libro, hay muchas cosas que puedes hacer y muchas cosas que puedes evitar para marcar una diferencia; también te recomendamos el blog de Alex Reyes donde te explican gran parte de lo que puedes hacer para evitar los problemas de eyaculación precoz y tener un estilo de vida mucho más sano en este renglón.

No tengas miedo de reconocer tu problema en este aspecto porque es algo que le pasa a muchos problemas y no tengas miedo de pedir ayuda; no estamos solo en esta vida y hay que hacer un esfuerzo para que podamos avanzar y mejorar en todo lo que hagamos.

La eyaculación precoz puede servirte como una oportunidad, aunque no lo creas; una oportunidad para que puedas recuperarte de tus problemas en la cama y te vuelvas una persona mucho más seria, dedicada y que se tome más en serio todos esos aspectos que pueden llegar a ejercer una cierta influencia en tu vida y que tal vez no te hayas dado cuenta.

El cambio comienza contigo.